Gerhard Gstettner

Markendefinition und Positionierung im Ötztal Tourismus

"Vom Alleskönner zum Spezialisten"

GRIN Verlag

Bibliografische Information der Deutschen Nationalbibliothek:

Die Deutsche Bibliothek verzeichnet diese Publikation in der Deutschen Nationalbibliografie; detaillierte bibliografische Daten sind im Internet über http://dnb.d-nb.de/ abrufbar.

Impressum:

Druck und Bindung: Books on Demand GmbH, Norderstedt Germany
ISBN: 978-3-640-78546-9

Dieses Buch bei GRIN:

http://www.grin.com/de/e-book/163851/markendefinition-und-positionierung-im-oetztal-tourismus

Markendefinition und Positionierung im Ötztal Tourismus

„Vom Alleskönner zum Spezialisten“

Projektarbeit im Rahmen der Ausbildung
„Gesundheitstourismus, Sport- und Eventmanagement“
eingereicht am 31.12.2008

von Mag. Gerhard Gstettner
Anzahl der Wörter: 7.326

Erklärung

Ich versichere,

· dass ich die vorliegende Arbeit selbstständig verfasst, andere als die angegebenen Quellen und Hilfsmittel
nicht benutzt und mich auch sonst keiner unerlaubten Hilfe bedient habe,

· dass ich diese Arbeit bisher weder im In- noch im Ausland einer/m Beurteiler/in zur Begutachtung in irgendeiner Form als Prüfungsarbeit vorgelegt habe,

Datum: 31.12.2008 Unterschrift: Gerhard Gstettner

Zur leichteren Lesbarkeit wurde die männliche Form personenbezogener Hauptwörter gewählt. Frauen und Männer werden in dieser Arbeit jedoch gleichermaßen angesprochen.

INHALTSVERZEICHNIS

1. Problemstellung

Nach dem Zusammenschluss von 7 Einzelverbänden zu einem großen Talverband, dem Ötztal Tourismus, haben sich, ähnlich dem Zusammenschluss mehrerer Firmen in ein Netzwerk, eine Vielzahl von Herausforderungen ergeben. Die Problemstellung dieser Arbeit befasst sich mit der Angebotsvielfalt, die eine Urlaubsdestination dieser Größe mit sich bringt. Durch eine breit angelegte Markendefinition und der darauf aufbauenden Positionierung der einzelnen Orte strebt der Tourismusverband eine Vermarktung der positionierten Themen an und nicht einzelner Orte. Die Projektarbeit beschreibt die Marke „Ötztal", den Prozess der Positionierung, die Probleme und die Herausforderungen für die Produktentwicklung und das Marketing. Weiters geht sie der Frage „Alleskönner oder Spezialist" auf den Grund und ergründet die Vor- und Nachteile eines themenbezogenen Marketings.

2. Die Fusionierung der Tourismusverbände in Tirol

2.1. Die Fusionierung im Allgemeinen

Die Fusionierung der Tourismusverbände beruht auf der Verordnung des Tiroler Tourismusgesetzes, welches vom damaligen Landeshauptmann DDr. Herwig van Staa wesentlich mitbestimmt wurde:

> *„Die Landesregierung hat mit Verordnung flächendeckend für das gesamte Landesgebiet regionale Tourismusverbände zu errichten. In einer solchen Verordnung sind das Verbandsgebiet, der Name und der Sitz des Tourismusverbandes festzulegen. Die Anzahl der Tourismusverbände sowie die Abgrenzung der Verbandsgebiete haben sich am Ziel der Schaffung leistungsfähiger Tourismusverbände zu orientieren. Das In-Kraft-Treten einer solchen Verordnung ist mit dem Beginn eines Kalenderjahres festzusetzen."* (AMT DER TIROLER LANDESREGIERUNG, 2005, S.1).

Aus Sicht der Tiroler Landesregierung sollten die Fusionierungen nachstehende Ziele verfolgen (AMT DER TIROLER LANDESREGIERUNG, 2004):

- Touristische Regionsphilosophie: Die Leistungspartner einer Region verfolgen gemeinsam eine touristische Leitidee und arbeiten in die gleiche Richtung.
- Professionelle Markenpolitik: Ein starker Markenbegriff, der alle Stärken und Schwächen der Destination vereinigt, wirkt nach außen.
- Konzentriertes Regionsmarketing: Die Region tritt als räumlich-geografischer Bewegungsraum des Gastes mit einer starken Werbebotschaft auf den Zielmärkten auf. Die Bündelung der Vertriebswege, die Stärkung des Verkaufs, Marktanalysen und eine gemeinsame Erfolgsmessung verhindern eine Mehrgleisigkeit.

- Abgestimmter Angebotsbereich: Die Region erstellt ein infrastrukturelles Angebot, welches dem gesamten Bewegungsraum des Gastes zugutekommt (z.B. Nahverkehrslösungen).
- Professionelles Veranstaltungsmanagement: Zeitlich und räumlich koordinierte Veranstaltungen steigern das Urlaubserlebnis des Gastes.
- Managementstruktur bedeutet eine überwiegende hauptberufliche Mitarbeiterstruktur, die eine hohe Professionalität und eine starke Spezialisierung aufweist.
- Verbandsadministration: Die Zusammenfassung unterschiedlicher Verwaltungserfordernisse etlicher Einzelverbände in einer homogenen Struktur führen zu einer Entbürokratisierung.
- Budgetkonzentration: Ein Gesamtbudgetkreislauf der Region, der Schwerpunktsetzungen sowohl im Marketing als auch bei den Infrastrukturen ermöglicht, verringert das Risiko bei Nachfrageeinbrüchen bzw. Investitionsausfällen.
- Straffung der Funktionärsebene: Die Markenstrategie und die Botschaft der Region ist einheitlich und die oft langwierigen und widersprüchlichen Abstimmungen zwischen unterschiedlichen Verbandsorganen entfallen. Weiters ist eine schnelle Entscheidungsfindung möglich.
- Schlagkräftige IT-Strukturen: Gemeinsam genutzte IT-Infrastruktur senkt Kosten und bietet die Möglichkeit dem Gast professioneller und effektiver Informationen zu liefern.
- Optimierung der Büroöffnungszeiten und der Gästeansprache: Die einheitliche Erreichbarkeit der gesamten Region, auch in den Abendstunden, über Mittag und an Wochenenden, ist möglich.
- Ausgewogenheit bei Beitragsleistungen: Als Ausdruck gleicher Rechte und Pflichten innerhalb einer Region fällt der Standortnachteil weg.

Das Land Tirol sieht mit diesen oben genannten Punkten und dem eingeleiteten Strukturwandel eine Strategie zur Absicherung der Wettbewerbsfähigkeit des Tiroler Tourismus und damit eine Steigerung von Nachfrage und Wertschöpfung.

Ein Vergleich unterschiedlicher Tourismusverbände aus dem Jahre 2004 (HAIMAYER/STROBL, 2004) zeigt die Gründe und die Voraussetzungen für die Fusionierungsverordnung des Landes Tirol auf:

1) Das Tiroler Tourismusgesetz stellt die wesentliche Grundlage für die Entwicklung leistungsfähiger und nachhaltiger Destinationen dar und sichert die Finanzierung und Verbindlichkeiten der Verbände per Gesetz ab.
2) Andere Tourismusdestinationen, die eine umfassende Destinationsentwicklung anstreben, sind in der Organisationsstruktur einem Tiroler Tourismusverband ähnlich.
3) Die Kernaufgaben einer großen Destinationsorganisation sind neben dem Aufbau, auch die Weiterentwicklung und die Pflege der Marke.
4) Andere Länder reduzierten bereits die Anzahl der Tourismusverbände und die Hierachieebenen.
5) *„Die Konzentrationsprozesse von Tourismusorganisationen und die Bildung von Destinationen schreiten dort systematischer und rascher voran, wo die Tourismuspolitik des Landes Vorgaben formuliert und diese Entwicklung durch Konzepte und finanzielle Unterstützungen fördert (z.B. Destinationen in Vorarlberg, Fusion von Tourismusvereinen in Südtirol)“* (HAIMAYER/STROBL, 2004, S. 7).

In Tirol wurden somit in den letzten Jahren aus 254 Tourismusverbänden 36 Großverbände gegründet.

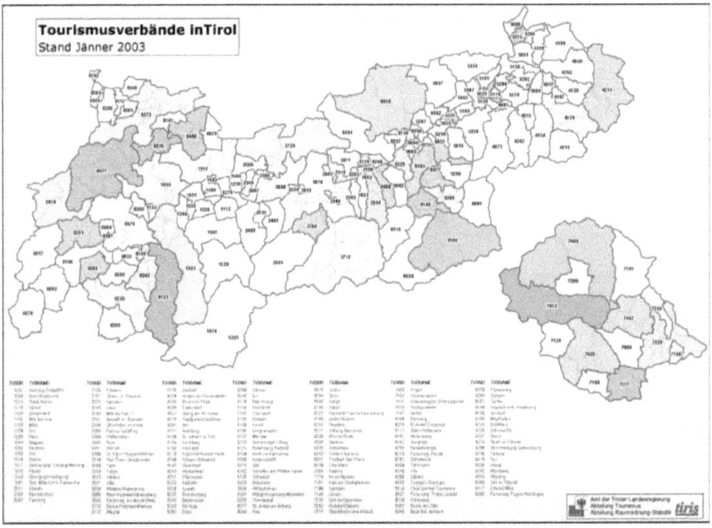

Abb.1: Tourismusverbände Tirol Stand 2003 (AMT DER TIROLER LANDESREGIERUNG, 2004)

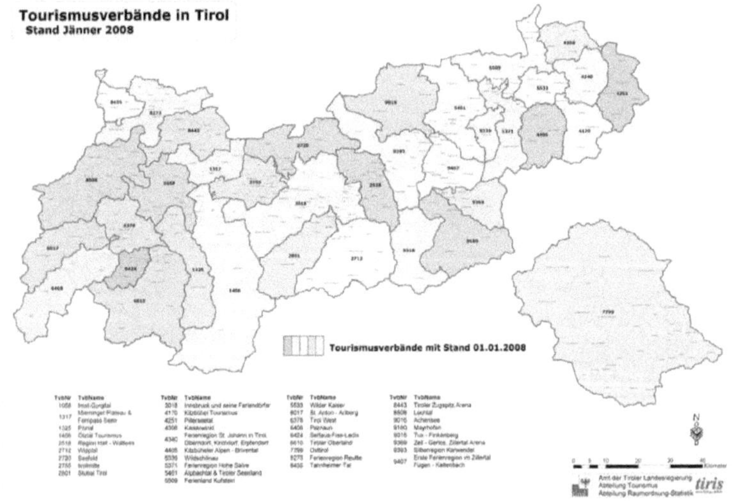

Abb.2: Tourismusverbände Tirol Stand 2008 (AMT DER TIROLER LANDESREGIERUNG, 2004)

2.2. Die Fusionierung des Ötztal Tourismus

Der Ötztal Tourismus als zweitgrößter Tourismusverband Österreichs (gemessen an den Übernachtungszahlen) existiert seit 01.01.2006.

Entstanden ist der Verband aus der Fusion von 7 Tourismusverbänden:

1) Tourismusverband Obergurgl-Hochgurgl
2) Tourismusverband Sölden – Ötztal Arena
3) Tourismusverband Längenfeld
4) Tourismusverband Ötztal Mitte
5) Tourismusverband Oetz
6) Tourismusverband Sautens
7) Tourismusverband Haiming

Die Organe des Ötztal Tourismus sind die Vollversammlung, der Aufsichtsrat, der Vorstand, der Obmann und der Geschäftsführer. Dieses Gremium hat sich zum Ziel gesetzt, die Vorreiterrolle im Tiroler Tourismus, welche bislang der ehemalige Tourismusverband Sölden innehatte, weiter zu erhalten. Somit wurde auch der Prozess der Markendefinition und Positionierung in Angriff genommen.

3. Die Marke im Allgemeinen

3.1. Definition einer Marke

Eine Marke kommuniziert in kompakter Form verschiedene Aspekte:

- **Eigenschaften,** die mit der Marke assoziiert werden.
- **Nutzenaspekte** spiegeln die Eigenschaften einer Marke in funktionaler und emotionaler Ebene für den Kunden wider.
- Der **Wert** der Marke spiegelt etwas über das Produkt und den Markeninhaber wider.
- Die **Kultur** des Produkts und der Marke (KOTLER/BLIEMEL, 2001, S. 737).

Diese Auflistung zeigt, wie komplex der Begriff Marke ist und lässt vermuten, dass ein Markenbildungsprozess langwierig und ebenso komplex wie spannend ist. Bevor auf die Markenbildung des Ötztal Tourismus eingegangen wird, sei hier eine Definition des Begriffes Marke angeführt:

> *„Marke: Ein Name, ein Begriff, Zeichen, Symbol, eine Gestaltungsform oder eine Kombination aus diesen Bestandteilen zum Zwecke der Kennzeichnung der Produkte oder Dienstleistungen eines Anbieters oder einer Anbietergruppe und der Differenzierung gegenüber Konkurrenzangeboten."* (KOTLER/BLIEMEL, 2001, S. 736)

Als Kurzform können wir die Marke auch wie folgt beschreiben:

„Marke = Produkt/Leistung + Bedeutung für den Konsumenten" (LINXWEILER, 2004, S. 56), wobei nach Erachten des Autors die Bedeutung für den Konsumenten physischer, rationaler und emotionaler Herkunft sein kann.
Auf den folgenden Seiten wird der Aufbau einer Marke beschrieben.

3.2. Die Markenidentität

Die Markenidentität bildet das strategische Ziel für den Aufbau einer Marke und bildet die Markenidee (innere Differenzierung) und das Markengesicht (äußere Differenzierung) aus Unternehmerperspektive ab. Nur ein hoher Grad der Übereinstimmung von diesem Selbstbild und dem Fremdbild sichert auf lange Sicht den Erfolg der Marke (ESCH et al., 2005).
In Analogie zum personalen Identitätsbegriff (ESCH et al., 2005), bringt die Markenidentität zum Ausdruck, wofür eine Marke konkret steht bzw. stehen soll. Weiters kann eine Marke nur als starke Marke bezeichnet werden, wenn alle beteiligten Partner die Inhalte nach außen und innen vertreten (AAKER/JOACHIMSTHALER, 2000). Dies erfordert auch die ganzheitliche Markenführung von Unternehmensführung, über Marketing bis hin zum Public Relations und die Bedachtnahme auf die Stärken und Schwächen der Destination im Jetzt und in der Zukunft.
Weiters bringt die Markenidentität wesensprägende Merkmale einer Marke zum Ausdruck, für welche die Marke zunächst nach innen und später auch nach außen steht bzw. stehen soll (MEFFERT et al., 2008).

> *„Demnach handelt es sich bei der Markenidentität im engeren Sinne um ein Führungskonzept, welches sich jedoch erst durch die Beziehung der internen Zielgruppe untereinander sowie deren Interaktionen mit den externen Zielgruppen der Marke konstituiert.“* (MEFFERT et al., 2008, S. 359)

AAKER und JOACHIMSTHALER (2000) und ESCH et al. (2005) verfolgen den Identitätsansatz nach Aaker. Aaker unterscheidet zwischen der Markenessenz (brand essence), der Kernidentität (core identity) und der erweiterten Markenidentität (extended identity) (AAKER/JOACHIMSTHALER, 2000).

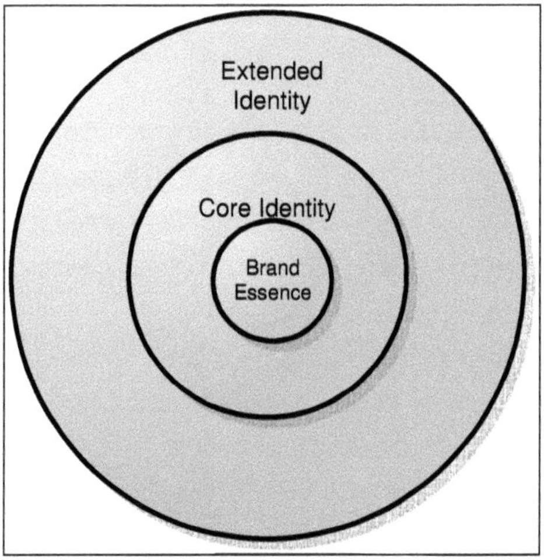

Abb.3: Markenidentitätsansatz nach AAKER/JOACHIMSTHALER (2000,S. 44)

Brand Essence – Markenessenz spiegelt in einem einzigen Wort die „Seele“ der Marke wider

Core Identity – Kernidentität: Alle Dimensionen der Kernidentität sollten idealerweise die Strategie und die Werte des Unternehmens widerspiegeln. Weiters ist es von Vorteil, wenn der Kern der Marke konstant bleibt – egal ob sich die Marke in eine etwas andere Richtung entwickelt –, solange der Kunde die Marke an der Kernidentität erkennt (AAKER/JOACHIMSTHALER, 2000).

Extended Identity – erweiterte Markenidentität beinhaltet alle identifizierenden Elemente, die nicht im Kern enthalten sind, und sind meist in einzelne Worte gefasst, die einen Interpretationsspielraum zulassen.

3.3. Die Notwendigkeit einer Marke im Tourismus

Der Tourist konsumiert ein Leistungsbündel, das in einer Destination angeboten wird. Die Einfachheit des Vergleichs solcher Angebote übers Internet setzt die Tourismusdestinationen unter Druck und der Konkurrenzkampf um den Gast beginnt. In dieser überhitzten Wettbewerbssituation nimmt der Kunde nur noch die regionalen Anbieter wahr, die dem Kunden – via Marke – ein klares, emotional aufgeladenes Produktversprechen machen und eine solide Leistung zu einem angemessenen Preis anbieten können. Die tendenzielle Verunsicherung des Kunden zwingt die Destinationen zu Markttransparenz, Produktsicherheit und Reduktion von Komplexität. Diese Funktionen kann eine Marke übernehmen. Allerdings sind beim Kunden, der an Urlaub denkt, meist nur die Marken der Reisegesellschaft oder der Fluglinie in Erinnerung (STEINECKE, 2001).

> *„Eine Destination wird sich nur dann zu einer erfolgreichen touristischen Marke entwickeln können, wenn innerhalb der regionalen Tourismusbranche (aber darüber hinaus auch in anderen Wirtschaftszweigen) der Wille zur Zusammenarbeit vorherrscht. Auf dieser Basis kann eine gemeinsame Zielvorstellung entwickelt werden, die dann diszipliniert in Form von Einzelmaßnahmen und unter Einbeziehung der einheimischen Bevölkerung realisiert wird.* (STEINECKE, 2001, S. 25)

In dem folgenden Kapitel ist der Prozess der Markenbildung im Ötztal beschrieben.

3.3.1 Die Entwicklung der Markenidentität „Ötztal"

Wie bereits erwähnt kämpfen die Tourismusregionen in den Alpen mit dem Problem der Vergleichbarkeit. Merkmale wie Gipfel, Berge, Naturpark, Wanderwege, usw. sind in sehr vielen Regionen, vor allem in Tirol, vielfach vorhanden. Der Ötztal Tourismus hat sich daher im August 2007 die Markendefinition zum Ziel gesetzt. Es soll die Kompetenz festgelegt werden, die einerseits durch die Summe der Angebotspalette geprägt ist, als auch anderseits von der Bevölkerung gelebt wird. Diese Kompetenz soll somit einzigartig und nicht kopierbar sein (TRASSER, 2008).

In der ersten Phase der Markenstrategie wurde der Inhalt der Marke mittels intensiver Workshops niedergeschrieben. Die Workshops wurden mit über 70 Praktikern aus dem gesamten Ötztal und Mitarbeitern des Ötztal Tourismus durchgeführt. Diese Einheiten wurden von einem externen Markenspezialisten moderiert und ausgewertet. Es ging im Wesentlichen um das Essenzielle, Wesentliche und Dauernde der Marke „Ötztal". Weiters wurden die Ursachen für den Erfolg des Ötztales erhoben, und in diesem Zusammenhang wurde die Summe aller Eigenschaften, Fähigkeiten und Nutzen, die die Marke „Ötztal" den Gästen bietet, erarbeitet.

Zurückführend auf die Zusammenhänge der personalen Identität und einer Marke wurden in den Workshops folgende Fragen beantwortet:

- Wer sind wir?
- Was wollen wir erreichen?
- Wofür wollen wir bekannt sein?
- Wie wollen wir uns unter dem Dach „Tirol" positionieren?
- Wodurch wollen wir uns von der Konkurrenz unterscheiden?
  (KOTLER/BLIEMEL, 2001)

3.3.2 Die Ergebnisse der Workshops

Die **Markenessenz**, das Kernleistungsversprechen, wurde mit dem Satz „Lebensenergie durch Anspannung und Entspannung in einem Tal“ definiert. In weiterer Folge wird zur einfacheren Handhabung der Begriff „Lebensenergie“ verwendet. Dieser Begriff wurde von den Teilnehmern der Workshops als positive, wertvolle Leistung für die Gäste des Ötztales verstanden. Dazu wurden die Kernleistungen Kraft, Selbstfindung und Genuss definiert, die den ganzheitlichen Ansatz für die Vermarktung der Marke „Ötztal“ bieten.

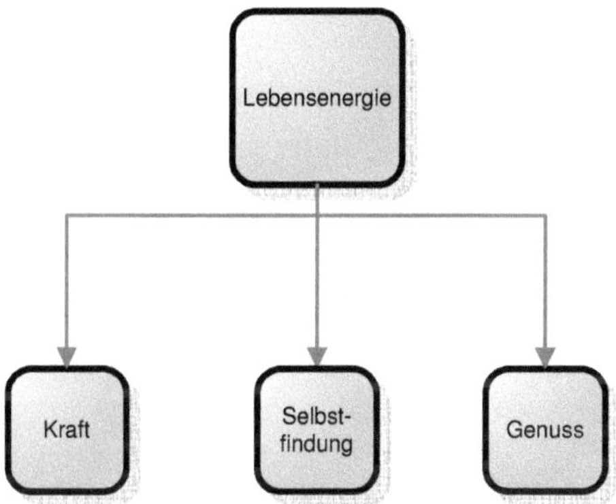

Abb.4: Das Kernleistungsversprechen der Marke „Ötztal“ (TRASSER, 2008)

Die Kernidentität oder die Kernleistungswerte beschreiben, mit welcher Einstellung das Leistungsversprechen eingelöst wird. Diese Begriffe sind gesellschaftliche und moralische Werte, die im Ötztal verankert sind, und auch außerhalb des Ötztales mit dem Tal und den Bewohnern in Verbindung gebracht werden (TRASSER, 2008):

- Ehrlich: Ehrlichkeit ist einer der zentralen christlichen Grundsätze. Ehrlichkeit bedeutet Versprechen und Zusagen einzuhalten und nichts zu verheimlichen
- Bodenständig: Der/m ÖtztalerIn wird im Volksmund eine besondere Bodenständigkeit nachgesagt. Es wäre jedoch verkehrt, sich hier einen einheitlichen Konservativismus vorzustellen. Auf diese Bodenständigkeit

weisen die Wertschätzung der eigenen Wurzeln sowie die Verankerung der Ötztaler im Gemeinwesen hin.

- Menschlich: Der Ötztaler hört auf ihr/sein „Gespür“ und beweist – wenn nötig - Fingerspitzengefühl, weil die/der Einheimische, die/der MitarbeiterIn und der Gast im Mittelpunkt der Anstrengungen stehen.
- Eigenwillig („täre“: eigenwillig sein – stets unabhängig nach außen, unabhängig von außen): Diese Eigenschaft diente und dient der Sicherung der eigenen Besonderheit. Zuweilen – wenn der Fremdeinfluss zu stark wird – geht der Eigenwille bis an die Grenze des Eigensinns.
- Erfinderisch: Das Ötztal schafft das Klima für „Neuerungen“, und zwar nicht nur für neue Ideen und Konzepte, sondern auch für deren Umsetzung bzw. Verwertung. Neu kann in diesem Zusammenhang eine echte Weltneuheit oder aus Sicht eines einzelnen Unternehmens, Mitarbeiters etc. eine subjektive Neuheit bedeuten.
- Ehrgeizig: Ehrgeiz bedeutet für die Marke „Ötztal“, die Energie dafür einzusetzen, etwas zu erreichen, ein gemeinsames Ziel zu erlangen. Ehrgeiz verstehen wir als Symbol für Beflissenheit und positives Strebertum: nicht aber als egoistische Rücksichtslosigkeit.

Die erweiterte Markenidentität bzw. der alleinstellende Stil bildet den sinnlich wahrnehmbaren Bereich. Das Erleben mit allen Sinnen steht im Vordergrund: Wie klingt das Ötztal? Wie schmeckt das Ötztal?
Der Stil muss eine überzeugende Übereinstimmung zwischen dem Kernleistungsversprechen, den Kernleistungswerten und der äußeren Form der Marke haben (TRASSER, 2008):

- Selbstbewusst: kraftvoll, mit geballter Power
- Geradlinig: einheitlich, klar, konsequent
- Kernig: mit Ötztaler Charme, „hart aber herzlich“, schlagfertig
- Sportlich: aktiv, locker, lässig, aber mit professionellem Hintergrund
- Jugendlich: modern, zeitgemäß
- Natürlich: ungekünstelt, pur, naturverbunden

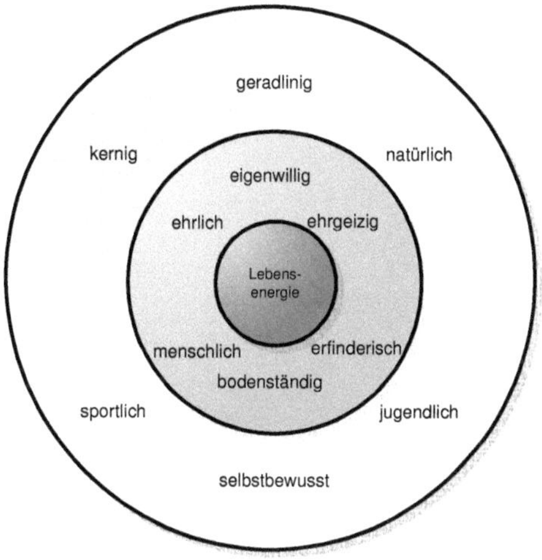

Abb.5: Die Marke Ötztal auf einen Blick (TRASSER 2008)

3.3.3 Die Schwierigkeiten in der Umsetzung der Marke

Eine Unternehmensführung in einem privatwirtschaftlichen Unternehmen hat durch das Obligationenrecht und interne Reglemente klar festgelegte Entscheidungsrechte und Weisungsbefugnisse für alle Fragen im Unternehmen

> *„Das Management einer Tourismusorganisation dagegen ist in seinen Einflussmöglichkeiten sowohl auf der Ebene der Tourismusorganisation selbst auf der Ebene Destination eingeschränkt. (BIEGER 2008, S. 98)*

Durch die Verpolitisierung ist die unternehmerische Handlungsfreiheit stark eingeschränkt. Weiters sind nicht alle Kontaktpunkte der Marke mit dem Kunden von der Tourismusorganisation lenkbar. Bei anderen Produkten (z.B. Kaffeekapseln) wird das Sortiment, die Distribution und die Kommunikation gesteuert. In Tourismusverbänden sind die privatwirtschaftlichen Mitgliedsbetriebe ebenso Kontaktpunkte für den Gast. In diesem Fall kann die Tourismusorganisation reine Empfehlungen geben, aber keine Vorschriften erlassen. Die Marke läuft in Gefahr der „Verwässerung". Nur durch gute Kommunikation, Motivation und auf breiter

Vertrauensbasis kann die Tourismusorganisation indirekt auf diese einzelnen Unternehmen einwirken. (BIEGER, 2008)

4. Die Positionierung

4.1. Positionierung im Allgemeinen

Der Kunde ist oft nicht in der Lage zu erkennen oder nicht interessiert, inwiefern sich das Produktangebot einer Destination von einer anderen unterscheidet. Gerade in den Tourismusregionen der Alpen ist daher eine Positionierungsstrategie notwendig. Durch das vielfältige Urlaubsangebot im Ötztal ist die Positionierung der einzelnen Orte eine Notwendigkeit. KOTLER/BLIEMEL (2001, S. 495) definieren die Positionierung folgendermaßen:

> *„Positionierung ist das Bestreben des Unternehmens, sein Angebot so zu gestalten, dass es im Bewusstsein des Zielkunden einen besonderen, geschätzten und vom Wettbewerb abgesegneten Platz einnimmt".*

Eine Konsequenz der Positionierung ist die Konzentration auf bestimmte Produkte und Entwicklungen. Dies hat zur Folge, dass Angebote wegfallen, da sie dem Prinzip der Positionierung nicht genügen, das heißt, dass sie zum Beispiel aus mangelnder Glaubwürdigkeit, Imagegründen oder fehlender Authentizität weggelassen werden. Von einer klaren Positionierung am Markt spricht man, wenn das Produkt

- zu der Destination im weitesten Sinne passt,
- für den Kunden relevant ist (urlaubsentscheidend),
- vom Kunden auch subjektiv wahrgenommen wird,
- eine Abgrenzung von der Konkurrenz ermöglicht und
- langfristig verfolgt werden kann (ESCH, 2005).

„Vermittelt man hingegen zu viele Positionierungseigenschaften, so ist damit zu rechnen, dass

- *kaum konsistente Richtlinien zur Positionierung vermittelt werden können,*
- *daraus ein stärkerer Wettbewerb mit mehr konkurrierenden Angeboten resultiert,*
- *weniger effektiv ein Image beim Konsumenten aufgebaut werden kann sowie*
- *die Kosten zur Implementierung einer solchen Strategie höher sind als bei Konzentration auf wenige Positionierungseigenschaften".* (ESCH, 2005, S. 136)

4.2. Arbeitsschritte zur Positionierung

4.2.1. Analyse und Bewertung

Analyse und Bewertung der Ausgangslage mittels SWOT-Analyse.
Die SWOT Analyse (Strength, Weakness, Opportunities, Threats) ist die Kombination aus Unternehmens- und Umweltanalyse. Im Mittelpunkt der SWOT-Analyse steht die Bewertung der Erfolgsfaktoren für die Marke und ein Produkt (vgl. LINXWEILER, 2004). Im Destinationsmanagement entsprechen die Stärken und Schwächen folgenden Faktoren:

- Landschaftliche Gegebenheiten
- Touristische Infrastruktur
- Produkte und Angebote
- Struktur der Betriebe
- Management der Destinationen
- Marketing usw. (SEUFERT, 2005)

Die Chancen und Risiken der Umweltfaktoren setzen sich unter anderem wie folgt zusammen:

- Mitbewerber
- Markttrends
- Politische und gesellschaftliche Rahmenbedingungen in den Herkunftsländern unserer Gäste
- Umfang und Struktur der potenziellen Nachfrage (SEUFERT, 2005)

4.2.2. Definition der Unique Selling Proposition

Die Definition der Unique Selling Proposition (USP) ist jene Eigenschaft, die eine Leistung von der Konkurrenzleistung in besonderem Maße unterscheidet und die daher im Mittelpunkt der Verkaufsargumentation steht (BRUHN/HADWICH, 2006). *„Bei der Suche nach einer USP ist darauf zu achten, dass diese mittelfristig, von der Konkurrenz nur schwer zu imitieren ist und das Kriterium der Einzigartigkeit auch ein kaufverhaltensrelevantes Kriterium aus Sicht des Kunden darstellt“.* (BRUHN/HADWICH, 2006, S. 281) Da das touristische Produkt ein komplexes Gebilde ist, können Personen, Infrastruktur, Personal, Unterkunft und vieles mehr dieses USP bilden.

4.2.3. Analyse der strategischen Geschäftsfelder

> *„Strategische Geschäftsfelder sind Produkt-/Marktkombinationen, die unabhängig von anderen geführt, allenfalls liquidiert werden können und eine relativ große Stabilität bezüglich Markt und Produkt aufweisen. Ziel ist es, pro strategisches Geschäftsfeld (SGF) eine Entwicklungsabsicht mit der Zielrichtung <<wachsen>>, <<abstoßen>>, <<investieren>>, <<kooperieren>>, <<differenzieren>> etc. zu entwickeln“.* (BIEGER, 2005, S. 170)

Die wohl am häufigsten verwendete Methode, Geschäftfeldern Strategien zuzuweisen, ist die Portfolio-Analyse von der Boston Consulting Group (KOTLER/BLIEMEL, 2001).

Die so genannte Marktwachstums-Marktanteil-Matrix visualisiert den Produktlebenszyklus, macht einen Vergleich unterschiedlicher Produkte eines Unternehmens möglich und eröffnet folgende „Normstrategien“:

1) Fragezeichen: Dies sind Geschäftsfelder, die in Wachstumsmärkten operieren, aber über einen geringen Marktanteil verfügen. Nachdem die strategischen Geschäftfelder in diesem Quadranten meist in der Anfangsphase sind, müssen hier laufend Investitionen getätigt werden. Denn um mit dem Wachstum Schritt zu halten und um selbst Marktführer zu werden, bedarf es einer ständigen Erweiterung der Anlagen, Ausrüster und Mitarbeiter. Für das Unternehmen stellt sich nach einiger Zeit die Frage, ob die Investition gestoppt wird bzw. welches Produkt weiter unterstützt wird und zum Star wird.
2) Stars: Aus einem erfolgreichen Fragezeichen wird ein Star, wenn der Marktanteil steigt und wenn das Produkt Marktführer in einem Wachstumsmarkt ist. Im Allgemeinen bringen die Stars bereits Gewinne, bedürfen allerdings noch Investitionen, um die Marktposition zu halten. Die Unternehmen versuchen aus einem Star eine Cash Cow zu machen.
3) Arme Hunde: In diesem Quadranten handelt es sich um Geschäftsfelder, die mit geringem relativen Marktanteil in langsam wachsenden oder stagnierenden Märkten tätig sind. Das Unternehmen muss die Entscheidung über den Verbleib (eventuell aus Sentimentalität) oder dessen Auflösung treffen (KOTLER/BLIEMEL, 2001).
4) Cash Cow:

   „Eine <<Milchkuh>> erhöht die Liquidität der Gesamtorganisation, denn sie erfordert jetzt weniger Investitionen für eine Kapazitätsausweitung, nachdem das Marktwachstum sich verlangsamt hat. [...] Die <<Milchkühe>> liefern das Geld, um die <<Stars>>, <<Fragezeichen>> und <<armen Hunde>> zu unterstützen, die häufig Geldinfusion erfordern“. (KOTLER/BLIEMEL 2001, S. 119)

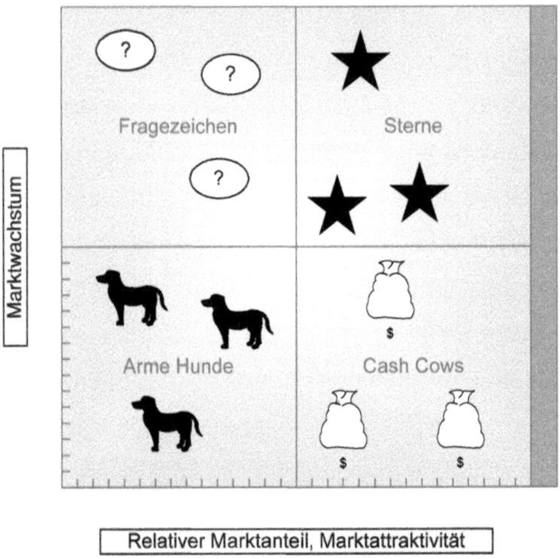

Abb.6: Marktwachstums-Marktanteil-Matrix (KOTLER/BLIEMEL, 2001).

Im touristischen Kontext schlägt SEUFERT (2005) folgende „Normstrategien“ vor:

1) Fragezeichen: Geschäftsfelder im Quadrant I besitzen eine hohe Marktattraktivität, wobei die Destination hier noch keine Kompetenzen besitzt. Möchte die Destination hier Kompetenz erlangen und in diesen Märkten mit hohem Wachstumspotenzial erfolgreich sein, sind der Aufbau von Know-how und entsprechende Investitionen erforderlich. Langfristig können diese Geschäftsfelder wichtig sein und der konstante Ausbau ist, wenn in der Destination die Voraussetzungen vorhanden sind, sinnvoll. Kurzfristig sind jedoch keine Gewinne zu erzielen. Wenn keine geeigneten Voraussetzungen vorhanden sind und/oder die Mitbewerber bereits sehr stark sind, kann es angesichts des hohen Investitionsbedarfs und des Vorhandenseins anderer Stärken sinnvoll sein, in diese Geschäftsfelder nicht zu investieren.
2) Stars: Diese Geschäftsfelder verfügen über eine hohe Marktattraktivität und sie haben daher einen wesentlichen Einfluss auf den Grad der Wettbewerbsfähigkeit der Destination. Durch intensive Entwicklungsarbeit und Investitionen hat die Destination in diesen Bereichen Kernkompetenzen entwickelt. Auf der Grundlage von gegebenen Voraussetzungen, davon

abgeleiteten Produkten, Managementfähigkeiten und erworbenem Know-how wurden in diesem Geschäftsfeld bereits viele erfolgreiche Angebote kreiert. Da die Gäste auch in Zukunft wegen dieser Angebote kommen werden, gilt es, diese Produkte weiterhin zu pflegen und nach Möglichkeit auszubauen.

3) Arme Hunde: Die Marktattraktivität für diese Angebote und die relative Wettbewerbsfähigkeit der Destination in Bezug auf diese Angebote ist gering. Diese Angebote werden nur deshalb bereitgestellt bzw. gehalten, weil sie zur Komplettierung des Gesamtangebots der Destination beitragen. Wenn hier angesiedelte Angebote für die Wettbewerbsfähigkeit der Destination nicht (mehr) erforderlich sind, kann ein Ausstieg aus einzelnen oder mehreren Angeboten Sinn machen.
4) Cash Cows: Hier sind trotz geringerer Marktattraktivität lukrative Geschäftsfelder angesiedelt. Die Destination ist für diese Geschäftsfelder bekannt, besitzt ihre Kernkompetenzen nach außen ersichtlich in diesem Bereich, und sie generiert daraus hohe Umsätze. Ziel ist es, das gegenwärtige Leistungsniveau möglichst lange zu halten. Auch Geschäftsfelder, die im unteren Abschnitt von diesem Quadrant IV liegen, sind in der Regel lukrativ. Ihre Marktattraktivität stagniert jedoch oder zeigt rückläufige Tendenzen. Wenn solche Geschäftsfelder vorhanden sind, gilt es, sie zu halten. Ein Neueintritt ist jedoch in der Regel schwierig und kaum lohnend.

FREYER (1997,S. 327) beurteilt die Portfolio Analyse, die im Tourismusbereich auf Grund ihrer anspruchsvollen Methodik und dem etwas höheren Abstraktionsgrad noch relativ wenig Anwendung gefunden hat, folgendermaßen:
„Andererseits erscheint die Portfolio-Methode für die Darstellung komplexerer Zusammenhänge wie sie gerade im Tourismus gegeben sind, besonders geeignet“. FREYER (1997, 327) Laut Freyer bietet diese Methode die Möglichkeit, verschiedene touristische Teilbereiche (Angebotsformen, Image, Attraktivität) miteinzubeziehen.

HINTERHUBER (2004, S. 12) spricht in diesem Bereich auch von Kernkompetenzen:

> *„Kernkompetenzen sind integrierte und durch organisationale Lernprozesse koordinierte Gesamtheiten von Technologien, Know-how, Prozessen und Einstellungen,*
>
> - *die für den Kunden erkennbar wertvoll sind,*
> - *gegenüber der Konkurrenz einmalig sind,*
> - *schwer imitierbar sind und*
> - *potentiell den Zugang zu einer Vielzahl von Märkten eröffnen."*

Er schlägt vor, die strategischen Geschäftsfelder in ein Diagramm einzubinden, und zwar zuerst den Ist-Stand. Im nächsten Schritt empfiehlt HINTERHUBER (2004) die Entwicklung für jedes Produkt in dem Diagramm darzustellen:

- die Strategie der bestehenden Geschäftsfelder,
- die Veränderungen im bestehen Portfolio,
- die vorhandenen und/oder neu aufzubauenden Kernkompetenzen,
- die Beschaffung und Allokation der personellen, finanziellen und materiellen Ressourcen,
- die Wertsteigerungsziele innerhalb eines Zeithorizontes der Gesamtstrategie. (HINTERHUBER 2004)

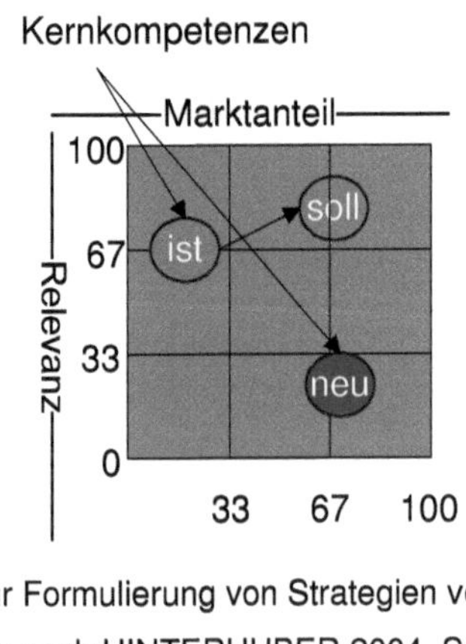

Abb.7: Grundschema zur Formulierung von Strategien von Kernkompetenzen (vereinfachte Darstellung nach HINTERHUBER 2004, S. 213)

4.3. Die Positionierung im Ötztal Tourismus

Die Notwendigkeit der Positionierung wird auf Grund der Vielfalt des Urlaubsangebots ersichtlich. Exemplarisch für den Ganzjahrestourismus wird die Produktvielfalt des Sommerangebots im Ötztal angeführt:

4.3.1. Der Alleskönner – das Ötztal

Die Urlaubsdestination Ötztal ist mit 67 km das längste Seitental des Inntals und besitzt mit 140 Quadratkilometern das größte Gletscherskigebiet der Ostalpen. Weitere Höhepunkte sind das höchst bewohnte Kirchdorf Österreichs, Obergurgl-Hochgurgl, der höchste Wasserfall Tirols, der Stuibenfall mit 159 m Fallhöhe, die Wildspitze, der zweithöchste Berg Österreichs, und der Piburger See mit durchschnittlichen 23 Grad einer der wärmsten Bergseen Tirols.

Die Ötztaler Alpen sind mit über 250 Dreitausendern dicht besät mit hohen Bergen und mit 86 Gletschern besitzt das Ötztal die größte Vergletscherung in den Ostalpen. Neben hochalpinem Bergsteigen gibt es auch rund 1.300 Kilometer markierte Wanderwege, die unter anderem in die entlegensten Naturschutzgebiete des Ötztaler Naturparks führen. Die höchstgelegene, bewirtschaftete Siedlung, die Rofanhöfe, sind ein weiterer Höhepunkt im Tal der Superlative.

Das Seitental lässt sich in 6 Talstufen unterteilen:

Haiming	670 Meter Meereshöhe
Oetz/Sautens	800 Meter Meereshöhe
Umhausen	1.031 Meter Meereshöhe
Sölden	1.368 Meter Meereshöhe
Obergurgl	1.800 Meter Meereshöhe

Diese Talstufen sind ein weiterer Baustein, der zuder Angebotsvielfalt beiträgt. So ist es im Mai möglich in der Gletscherregion Sölden Ski zu fahren und im vorderen Talbereich beginnt die Raftingsaison entlang der Ötztaler Ache.

Das Urlaubsangebot im Detail:

In der vorderen Region, mit den Orten Haiming, Sautens und Oetz, dreht sich im Sommer alles rund um das Thema Adventure. Raften, Canyoning, Mountainbike und Klettern gehören neben dem Wandern zur Angebotsvielfalt. Schwimmbäder und der Badesee eröffnen die Möglichkeit zur Abkühlung in den Sommermonaten.

Umhausen und Niederthai liegen in der Talmitte und sind derzeit vor allem als Ausflugsort interessant. Der Stuibenfall, der höchste Wasserfall Tirols, das Ötzi-Dorf (naturhistorisches Freiluftmuseum rund um das Thema des Ötzi) und der größte Klettergarten des Ötztales locken die Gäste in diese Region.

Der wohl breiteste Ort – Längenfeld – hat mit 120 km beschilderten Laufwegen das größte Wegenetz für Läufer und Spaziergänger. Die Erschließung der Thermenquelle mittels eines Thermalbades, Aqua Dome, sorgt für den Wellnesspart im Ötztal. Mit der Höhenlage um 1.200 Meter Meereshöhe ist Längenfeld prädestiniert fürs Höhentraining.

Sölden bietet mit den Aufstiegshilfen dem Wanderer die Möglichkeit, sich auf über 3.000 Meter Meereshöhe zu bewegen. Die Mountainbikestrecken sind anspruchsvoll und die Gletscher- und Timmelsjochstraße sind reizvolle Ziele für Radrennfahrer.

Vent, das traditionelle Bergdorf, gilt als Ausgangspunkt für viele Wanderungen bis hinauf zum ewigen Eis.

Obergurgl-Hochgurgl sind neben Vent Ziel vieler Wanderer. Auch hier lässt sich das ewige Eis erreichen und die pollenfreie Luft könnte ein Thema der Zukunft sein.

Anhand dieser Auflistung lässt sich erkennen, dass sich die Vielfalt des Urlaubsangebots nicht einfach in der Vermarktung umsetzen lässt. Die Orte konkurrieren teilweise um das selbe Thema und wollen „Alleskönner“ sein. Der Ötztal Tourismus hat sich zum Ziel gesetzt, die Bewerbung der Themen in den Vordergrund zu stellen und von der Bewerbung der Orte abzukommen. Da der potenzielle Gast seine Urlaubsdestination nach seinen Interessen (z.B. Klettern) sucht, soll er beim Ötztal Tourismus im ersten Schritt ortsunabhängige Information zum Kletterangebot erhalten.

4.4. Der Positionierungsvorgang

In Gesprächen mit den Ortsausschüssen und Meinungsbildnern wurden die Produkte bzw. Themen definiert, die zu den Kernkompetenzen der einzelnen Ort passen. Das Themenportfolio wurde in eine Matrix eingetragen, die an die Marktwachstums-Marktanteil-Matrix der Bosten Consulting Gruppe angelehnt ist. Dabei wurde die momentane Ist-Situation bewertet und in weiteren Diskussionsrunden der Soll-Zustand festgelegt.
Auf der x-Achse werden die Produkte nach ihrer Performance gewertet, sprich deren Häufigkeit, Authentizität im Ort, Marktanteil und dem Anteil im Gesamtmarketingbudget.
Auf der y-Achse bewegen sich die Themen nach oben – Richtung Anspannung – je mehr Kraft, Anstrengung, Energie in dem jeweiligen Produkt steckt, aber auch für den Kunden mehr Anstrengung bedeutet bzw. mehr Lebensenergie fordert und zurückgibt.

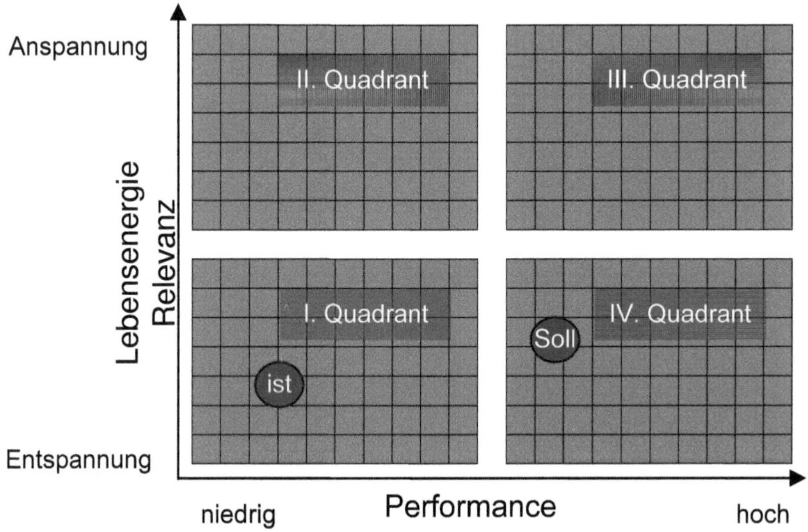

Abb.8: Diagramm der Positionierung Ist- und Soll-Zustand

Aus strategischer Sicht wäre die Auflösung eines Geschäftfeldes, welches sich im 1. Quadranten befindet, sinnvoll. Allerdings handelt es sich bei diesen Themen oft um so genannte Standardleistungen. Standardleistungen werden vom Gast als selbstverständlich vorausgesetzt, finden in der Positionierung zwar nur wenig Beachtung, sind aber ein Muss für jede Region. Zu den Standardleistungen zählen, abhängig von der Kategorie,

- Beherbergungsleistungen: Empfang, Gästezimmer, Skikeller
- Verpflegungsleistungen: Restaurant, Bar
- Persönliche Dienstleistungen: Etagenservice, Gepäcktransport
- Sachleistungen: Speisen und Getränke, sauberes Geschirr, Seife im Bad
- Handelsleistungen: Kiosk, Lebensmittelgeschäft
- Infrastrukturelle Leistungen: Schwimmbad, Tennisplatz, Wanderwege (vgl. DETTMER et al, 1999)

Hingegen sind die Themen in den Quadranten drei und vier meist als Spitzenleistungen zu sehen.

„Spitzenleistungen entscheiden nicht selten über Erfolg und Misserfolg. Außergewöhnliche Leistungen geben dem Unternehmen Profil“. (DETTMER et al 1999, S. 143)

4.5. Das Ergebnis und die Interpretation der Positionierung der Orte

Im Folgenden werden einzelne Themen, für die sich die Orte positioniert haben näher erläutert.

4.5.1. Haiming – Ochsengarten:

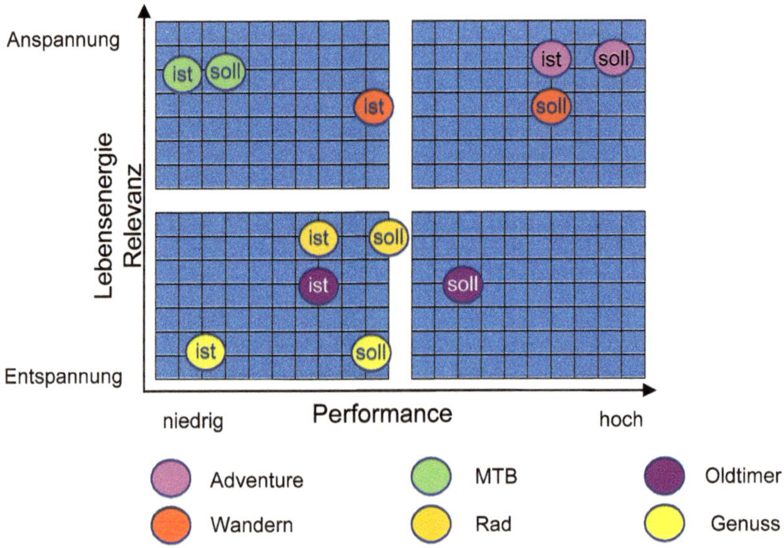

Abb.9: Themen/Produkt – Positionierung für Haiming-Ochsengarten

Adventure:

Am Taleingang des Ötztales fließt die Ötztaler Ache in den Inn, mit ein Grund, weshalb hier eine Vielzahl an Outdoorunternehmen angesiedelt sind. Die starke Tendenz zum Adventure-Spezialisten spiegelt sich in dem Diagramm wider. Hohe Anspannung und eine starke Performance sind durch die Sportarten Raften und

Canyoning und die starke Präsenz im Ort, unter anderem durch 6 Betriebe, unabdingbar.

Mountainbike:

Das Mountainbiken ist im gesamten Ötztal, bedingt durch die geografischen Gegebenheiten, eine sehr anspruchsvolle Angelegenheit, und durch die begrenzte Routenmöglichkeit in Haiming auch nur bedingt in Richtung Performance ausbaubar.

Wandern:

Das Wandern, als Ursprung des Tourismus, soll der gesamten Region helfen, im Sommertourismus wieder steigende Nächtigungszahlen zu erreichen. Durch die relativ leichten Wanderwege wollen die Ortsverantwortlichen keine steileren Wege anlegen, sondern einen Ausbau der „leichten" Wanderrouten vorantreiben.

Oldtimer:

Erklärungsbedürftig ist auch das Thema Oldtimer. Das Ötztal ist mit seinen Passstraßen Timmelsjoch, Kühtai und der Gletscherstraße zum Rettenbachferner ein beliebtes Ausflugsziel für Motorradfahrer und Oldtimer-Freaks. Somit sind die Beherbergungs- und Gastronomiebetriebe gewillt, in dieser Richtung zu investieren und auch bereit, infrastrukturelle Maßnahmen auf sich zu nehmen (z.B. Garagenplätze für Oldtimer).

Rad:

Der Inntal-Radwanderweg mit 517 km durchquert das Ötztaler Tourismusgebiet auf einer Länge von ca. 9 km und ist als Produkt nur bedingt von Interesse. Ein Ausbau der flachen Radwege ist in Planung.

Genuss:

Das Genussthema ist in den meisten Regionen des Ötztales aufgrund der mittelmäßigen Gastronomiebetriebe vielerorts ein Wunschthema. Im Sommer ist der Wandergast eher älter und bereit ,für gutes Essen mehr zu zahlen. In Haiming hat sich die „Apfelstraße" etabliert. Der Obstanbau und dessen Verwertung sind auch Attraktionspunkte, vor allem in der Erntezeit. Die Haiminger Markttage sind ein regionaler Höhepunkt und werden vermehrt in die Vermarktung des Ötztal Tourismus aufgenommen.

4.5.2. Oetz – Sautens

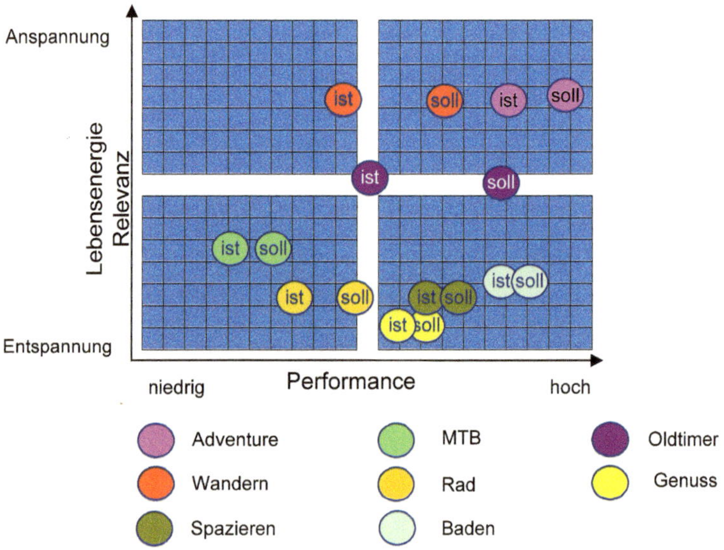

Abb.10: Themen/Produkt – Positionierung für Oetz – Sautens

Anhand der Vielfalt im vorderen Talbereich ist das Positionierungsdiagramm sehr umfangreich. Dies spiegelt die Problematik in der Vermarktung wider. Für den Gast ist nicht ersichtlich, was der Ort wirklich kann, wofür er steht.

Adventure:

Die Schwerpunkte der Produktentwicklung liegen aber wie in Haiming – Ochsengarten. Im Adventure-Bereich. Die Ötztaler Ache gilt europaweit als bekanntes Kanu-/Kajak-Gewässer, und die Schluchten rund um den Ort Oetz gelten als einzigartige Canyoning-Schluchten. Durch die Vielzahl der Unternehmen (9 privatwirtschaftlich geführte Firmen) ist ein gemeinsamer Marktauftritt unter der Marke Ötztal schwierig, da der Ötztal Tourismus keinen direkten Einfluss auf Produkte der Unternehmen hat. Derzeit laufen Versuche, alle Adventure-Unternehmen in einer Gesellschaft bürgerlichen Rechts zu vereinen und somit einen gemeinsamen Weg einzuschlagen.

Spazieren:

Eher kritisch ist in den Augen des Verfassers der Punkt des Spazieren-Gehens zu sehen. Hier stellt sich die Frage, ob Spazierwege eine Urlaubsentscheidung, oder ob sie eine Nebensache sind, die der Gast als Selbstverständlichkeit (Standardleistung) ansieht. Die einfachen Wanderwege eignen sich für Familien und ältere Menschen, da keine Höhenmeter überwunden werden müssen. In der Vermarktung allerdings mit dem USP „Spazieren" aufzutreten, erachtet der Autor als nicht zielführend, da keine Urlaubsentscheidung fürs Spazieren-Gehen existiert.

Baden:

Ebenso heikel ist die Frage nach dem Thema „Baden". Der Piburger Badesee mit einer Wasseroberfläche von 13,37 ha liegt in dem Landschaftsschutzgebiet der Achstürze – Piburger See. Er ist durch seine Lage und Temperatur sicherlich einzigartig, ist aber im Zusammenhang mit dem Begriff „Baden" nicht vergleichbar mit den Badeseen in Kärnten (z.B. Wörthersee, Größe: 19 km^2). Somit ist die Werbung „Kommen Sie zum Baden nach Oetz" für den Ötztal Tourismus nicht kommunikationswürdig und wird als Standardleistung behandelt.

Wandern:

Die Almenregion Hochoetz eignet sich ideal für Eintageswanderungen mit der gesamten Familie. Die Betriebe und die Bergbahnen schenken diesem Thema in Zukunft mehr Aufmerksamkeit. Da das Wandern ein talweites Thema ist und gerade das Weitwandern wieder im Trend liegt, wird es auch von Ötztal Tourismus im Marketing berücksichtigt.

Mountainbike:

Das Tiroler Mountainbike-Modell sichert den Grundstücksbesitzern einen Haftungsausschluss zu. Dazu bedarf es lediglich der Unterschrift der Grundeigentümer. Sobald der Weg vom Land Tirol beschildert ist, darf er offiziell befahren und beworben werden. Die Region rund um Oetz würde sich sehr wohl für Mountainbiken eignen, allerdings sind die Agrargemeinschaften und Grundstücksbesitzer derzeit nicht zu einer Unterschrift zu bewegen.

Oldtimer:

Siehe Haiming – Ochsengarten

Rad:

Durch die Höhenstufen des Ötztales und die vielen Passstraßen ist das Ötztal nur für trainierte Radfahrer zugängig. Ein Radwandern mit Familie ist auch aufgrund der fehlenden Radwege und der stark befahrenen Bundesstraße unmöglich.

Genuss:

Ähnlich wie in Haiming – Ochsengarten gibt es in Oetz kaum einen Gastronomiebetrieb, der durch seine Qualität besticht. Tiroler Küche und italienische Gerichte werde überall angeboten – Ötztaler Spezialitäten hingegen nicht.

4.5.3. Umhausen

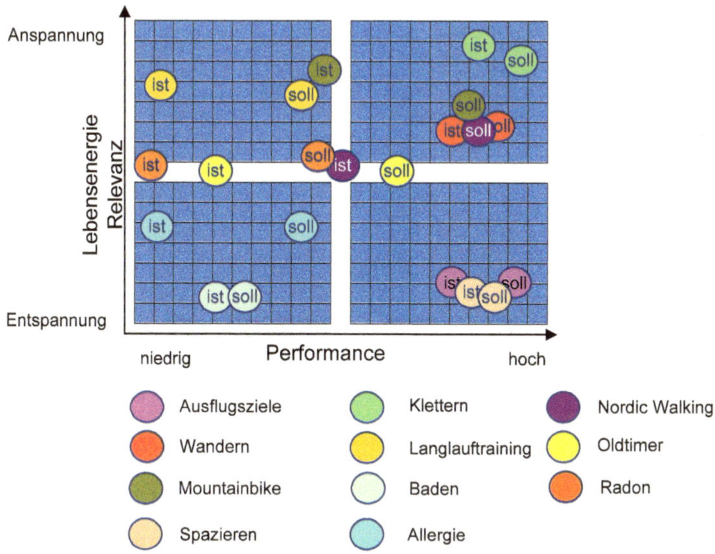

Abb.11: Themen/Produkt – Positionierung für Umhausen

Spazieren:

Eher kritisch ist in den Augen des Verfasser der Punkt des Spazieren-Gehens zu sehen. Hier stellt sich die Frage, ob Spazierwege eine Urlaubsentscheidung oder ob sie eine Nebensache sind, die der Gast als Selbstverständlichkeit (Standardleistung) ansieht. Die einfachen Wanderwege eignen sich für Familien und ältere Menschen, da keine Höhenmeter überwunden werden müssen. In der Vermarktung allerdings mit dem USP „Spazieren" aufzutreten, erachtet der Autor als nicht zielführend, da keine Urlaubsentscheidung fürs Spazieren-Gehen existiert.

Oldtimer:

In Umhausen sollen den Motorradfahrern und Oldtimer-Liebhabern die Ausflugsziele näher gebracht werden.

Baden:

Ähnlich wie in Oetz ist hier der kleine Badesee nur als Standardprodukt zu sehen.

Wandern:

Da das Wandern ein talweites Thema ist und gerade das Weitwandern wieder im Trend liegt, wird es auch vom Ötztal Tourismus im Marketing berücksichtigt.

Ausflugsziele:

Umhausen gilt seit langem als Ausflugsziel für viele Tiroler Gäste. Der höchste Wasserfall Tirols, das Ötzi-Dorf und der Badesee ziehen Kunden aus der gesamten Region an.

Klettern:

Die Spitzenleistung der Gemeinde ist allerdings das Klettern. Die größte Kletterwand im Ötztal (70 Routen) ist Anlaufstelle für Gäste und Einheimische. Bei diesem Thema gilt es, von der „Anspannung" ein wenig wegzunehmen und mehr in Richtung Familienklettern, sprich leichtere Routen, zu investieren.

Mountainbike:

Ähnliches wie beim Thema Klettern gilt für das Thema Mountainbike. Hier soll das Routennetz vor allem im Bereich der einfachen Touren vergrößert werden, um mehr Gästen das Biken in den Bergen zu ermöglichen.

Allergie:

Im September 2008 wurden mit der Paracelsusuniversität am Stuibenwasserfall Gesundheitsstudien zum Thema Asthma und Sport durchgeführt mit dem Titel: „Die gesundheitsfördernde Wirkung des Umhausener Stuibenwasserfalls: Stärkung der kardiopulmonalen Leistungsfähigkeit". Mittels Mäusen wurde die Auswirkung des Splash-Ionosols auf deren Lungenfunktionen untersucht. Die Endergebnisse liegen erst im Februar 2009 vor. Sollten diese positiv sein, könnte die Region einen wirtschaftlichen Aufschwung erlangen. Da Asthma zu den häufigsten chronischen Krankheiten weltweit gehört (NOLTE, 1998), besteht eine hohe Nachfrage nach solchen natürlichen Produkten, die die Lebensqualität Asthmakranker Menschen erhöht. Allerdings bedarf es bei positiven Ergebnissen hoher Investitionen, um die Betriebe allergenfrei zu bekommen.

Nordic Walking:

Nordic Walking ist in den Augen des Verfassers auch kein Produkt, welches zur Urlaubsentscheidung wesentlich beiträgt. Daher zählt Nordic Walking zur

Standardleistung, und es wird versucht, bestehende Strecken zu erhalten und in geringem Maße zu erweitern.

Langlauftraining:

In der Umfeldanalyse wurde inzwischen festgestellt, dass Umhausen nicht geeignet ist, sich als Trainingsdestination im Nordischen Sport zu vermarkten. Fehlende Infrastruktur (Turnhallen, Fitnessanlagen, usw.) und der hohe finanzielle Aufwand, dieses Thema neu zu bearbeiten, machen es derzeit für den Ötztal Tourismus nicht möglich, das Langlauftraining in Umhausen zu entwickeln.

Radon:

In Umhausen ist bei Probebohrungen radonhältiges Wasser gefunden und auch per Zertifikat nachgewiesen worden. Bis zur Umsetzung einer Kuranstalt durch private Investoren wird es ca. 2 Jahre dauern. Derzeit sind keine Marketingaktivitäten geplant.

4.5.4. Längenfeld

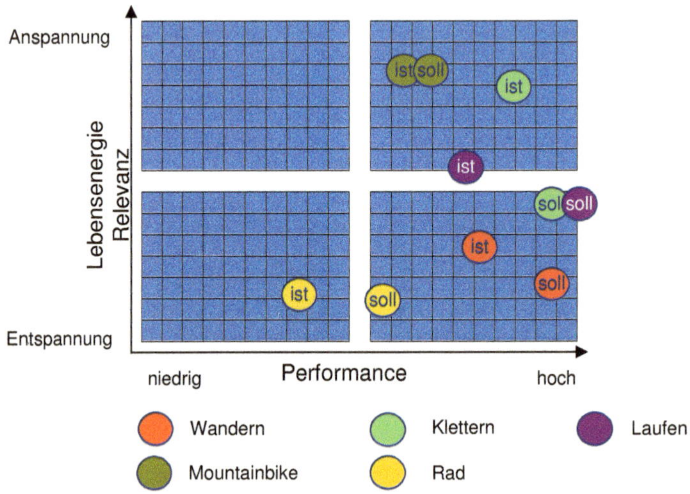

Abb.12: Themen/Produkt – Positionierung für Längenfeld

Mit seiner Lage auf ca. 1.200 m Seehöhe ist Längenfeld prädestiniert, ein Höhenleistungszentrum zu werden. Die Problematik beim Höhentraining liegt allerdings in der Dauer des Aufenthaltes, um einen Trainingseffekt zu erzielen. 21 Tage Training in der Höhe ist Voraussetzung, um einen nachhaltigen Trainingserfolg zu erzielen.

Laufen:

Das hervorragend ausgebaute Wegenetz im Bereich Laufen und Nordic Walking soll vermehrt für die Herzkreislaufschiene genutzt werden. Die Themen Laufen und Nordic Walking stellen in den Augen der Experten aber keine Urlaubsentscheidungen dar. Somit muss das Produkt Laufen im Thema Gesundheit verpackt werden.

Klettern:

Im Bereich Klettern versucht auch Längenfeld leichtere Routen in flacherem Gelände einzubohren, um dem Familienklettern gerecht zu werden. Mit einem Familien-Kletter-Event werden hier bereits erste Umsetzungsmaßnahmen gesetzt.

Mountainbike:

Auch Längenfeld will die Anzahl der Routen vergrößern. Eine lokale Projektgruppe ist damit beschäftigt, Routen auszuarbeiten und Unterschriften der Grundstückseigner einzuholen. Diese neuen Routen sollen dem bestehenden Schwierigkeitsgrad nicht überschreiten.

Rad:

Zum Zeitpunkt der Positionierung war der Ort der Meinung, beim Thema Radfahren punkten zu können. Nach intensiveren Diskussionsrunden ist den Ortsverantwortlichen nun klar geworden, dass wir mit 40 km Radwegs, der stark befahrenen Bundesstraße und den steilen Passstraßen keine Raddestination werden können..

Wandern:

Die bereits bestehenden leichten Wanderwege sollen intensiver vermarktet werden. Weiters ist im Budget die Erneuerung existierender Bergwege einkalkuliert worden.

4.5.5. Sölden

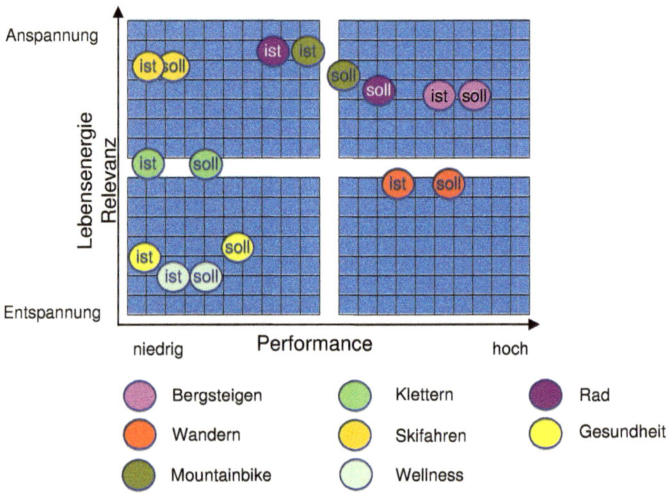

Abb.13: Themen/Produkt – Positionierung für Sölden

Als Hochburg im alpinen Skisport ist Sölden in der misslichen Lage, im Sommer und Winter sehr unterschiedlich positioniert zu sein. Im Winter werden neben dem alpinen Skilauf der Apres-Ski und das Nachtleben, also Party in den Mittelpunkt des Marketings gestellt. Im Sommer ist das Söldner Nachtleben nicht vorhanden, und es muss eine andere Marketingstrategie gefunden werden.

Wandern und Bergsteigen:

Die Differenzierung zum Thema Wandern ist deshalb notwendig, da die Wanderwege in Sölden zum Teil sehr exponiert sind und von Personen ohne alpine Erfahrung nicht mehr begangen werden können. Im Bereich der Performance will man mit speziellen Wanderaktionen wieder vermehrt auf den Ursprung des alpinen Tourismus hinweisen.

Mountainbike:

Durch die Steilheit des Geländes ist auch das Mountainbike eine anstrengende Angelegenheit. Deshalb wird versucht, auch flachere Touren zu erschließen. Grundbesitzer und Touristiker sind allerdings nicht immer gleicher Meinung, und somit sind Wegenutzungsrechte für Mountainbiker oft mit langwierigen Verhandlungen verbunden.

Klettern:

Sölden verfügt nur über zwei Klettergärten mit einer Routenanzahl von 36 Stück. Der Schwierigkeitsgrad vier und höher ist nicht für Familien und die breite Masse geeignet. Klettern soll in Sölden zum Standardprodukt werden, wird aber nicht extra beworben.

Skifahren:

Der Gletscherbahnen in Sölden sind derzeit von Mitte September bis Anfang Mai geöffnet. Das Skifahren im Sommer ist seit einigen Jahren nicht mehr Gewinn bringend und wurde eingestellt. Auf die herrlichen Pistenverhältnisse in der Vor- und Nachsaison soll wieder vermehrt hingewiesen werden. Ein neues Produkt rund um das Thema Gletscherskifahren ist nicht in Arbeit.

Gesundheit:

Gesundheitstourismus gilt als Zukunftschance für den Sommertourismus. Diesen Trend wesentlich zu prägen, ist das ehrgeizige Ziel des Tourismusverbandes. Die Produkte sind bereits in der Entwicklung. Die Schwierigkeiten in der Vermarktung liegen in fehlende Plattformen, wie Messen und Kongresse, aber auch im Print-Bereich. Weiters ist das Wording „Gesundheit“ oftmals mit „Krankheit“ verbunden.

Rad:

Die Gletscherstraße zum Rettenbachferner war zwei Jahre lang die Königsetappe der Deutschland-Tour im Profi-Rad-Bereich. Im Soge der Medienberichterstattung finden sich jedes Jahr Hobbyradsportler in Sölden ein, um die höchstgelegene geteerte Passstraße zu bezwingen. Events rund um den Radsport runden das Angebot im Radbereich ab. Das Ziel, die Streckenprofile zu vereinfachen, ist nur mit sehr hohen Investitionen und Eingriffen in die Natur möglich.

Wellness:

Das Thema Wellness und SPA betrifft vor allem die Betriebe in Sölden. Die Wellness-Infrastruktur in der gehobenen Hotellerie zählt für den Reisenden bereits zur Standardleistung, und es werden jedes Jahr enorme Investitionen getätigt, um den Stammgästen etwas Neues zu bieten. Dieser Trend spiegelt sich auch in der Soll-Positionierung wider.

4.5.6. Vent

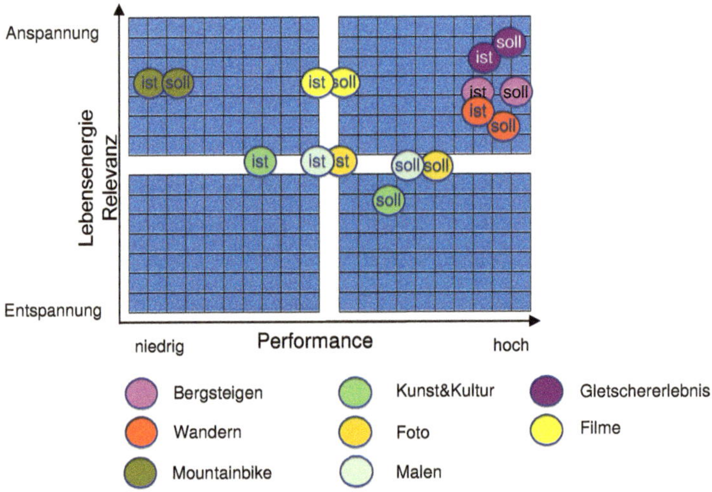

Abb.14: Themen/Produkt – Positionierung für Vent

Das Bergdorf des Ötztales steht seit Franz Senn, dem Gletscherpfarrer, ganz im Zeichen des Wanderns und Bergsteigens. Die höchsten Berggipfel der Ötztaler Alpen, mit der Wildspitze (3744m) als höchsten Berg Tirols, stehen in der Positionierung im Vordergrund.

Wandern und Bergsteigen:

Bergsteigen soll mit gleicher Belastung für den Gast noch mehr in den Vordergrund treten und Wandern muss sanfter werden. Die Problematik von Vent liegt darin, dass die Wanderer sehr oft auf den Hütten übernachten (vielmals zu einem höheren Preis als im Tal) und nicht im Tal. Die Hüttenübernachtungen fallen zwar seit 2008 in die Nächtigungsstatistik der Gemeinde Sölden, allerdings müssen keine Tourismusabgaben gezahlt werden. Die Betriebe in Vent leiden unter dieser Situation, da dies eine sinkenden Auslastung im Sommer bedeutet.

Kunst, Kultur, Foto, Malen und Filme:

Das Thema Kunst & Kultur ist ein neues Schwerpunktthema in Vent. Der Ort muss allerdings Infrastrukturmaßnahmen, wie einen Ausstellungsraum oder Vortragsraum, schaffen, um dort das Thema Foto, Malen usw. durchzuführen. Vent war in den vergangenen Jahren des Öfteren Schauplatz diverser Filmaufnahmen.

Gletschererlebnis:

Das Erlebnis Schnee und Eis ist im Sommer sehr attraktiv. Die Ötzi-Fundstelle, Gletscherspalten und die Geschichte des ewigen Eises sind zentrale Themen der Vermarktung. Mit dem Produkt „Nature Watch" sollen nun neue Zielgruppen angesprochen werden. Ausgestattet mit Ferngläsern werden den Gästen interessante Punkte in der Natur gezeigt und durch speziell ausgebildete Wanderführer erläutert. Das in England bekannt gewordene Bird-Watching dient dem neuen Angebot als Benchmark.

Mountainbike:

Vent besitzt derzeit nur 2 Mountainbikerouten. Die Ausbaumöglichkeiten sind durch die Steilheit und Wegbeschaffenheit der Ortschaft begrenzt. Die Chance, weitere Strecken genehmigen zu lassen, soll aber genutzt werden.

4.5.7. Obergurgl-Hochgurgl

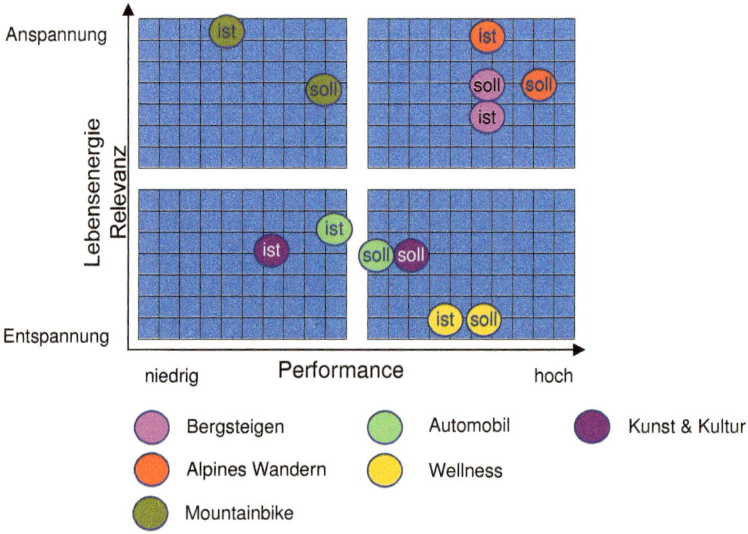

Abb.14: Themen/Produkt – Positionierung für Obergurgl-Hochgurgl

Bergsteigen und alpines Wandern:

Die Steigerungsform des Wanderns und Bergsteigens ist das hochalpine Wandern. In diesen Bereichen des hochalpinen Geländes ist es ratsam, mit Bergführern zu wandern, trittsicher und schwindelfrei zu sein. In Obergurgl-Hochgurgl sollen in Zukunft durch das Anlegen neuer, flacherer Wege auch neue Zielgruppen angesprochen werden.

Automobil:

Die Passstraße über das Timmelsjoch ist eine beliebte Ausflugsstraße für Oldtimer und Motorräder. Ähnlich wie in der vorderen Region sind die Beherbergungs- und Gastronomiebetriebe gewillt, in dieser Richtung zu investieren und auch bereit, infrastrukturelle Maßnahmen auf sich zu nehmen (z.B. Garagenplätze für Oldtimer).

Kunst & Kultur:

Diavorträge, Konzerte und Vorträge rund um die Themen Berg und die Alpen prägen den Ort seit Jahren. Die Auslastung des Veranstaltungssaales soll durch weitere Veranstaltungen gesteigert werden. Das persönliche Engagement des Ortsstellenleiters des Ötztal Tourismusbüros in Obergurgl-Hochgurgl spielte eine entscheidende Rolle im Positionierungsvorgang.

Wellness:

Das Thema Wellness und SPA betrifft – wie in Sölden – die Betriebe in Obergurgl – Hochgurgl. Die Wellness-Infrastruktur in der gehobenen Hotellerie zählt für den Reisenden bereits zur Standardleistung, und es werden jedes Jahr enorme Investitionen getätigt, um den Stammgästen etwas Neues zu bieten. Die Betriebe zeigen durch die Soll-Positionierung die Bereitschaft zur Investition.

Mountainbike:

Erst im letzten Jahr wurden durch die Aktivitäten der Produktentwicklungsabteilung fünf Routen in Hochgurgl genehmigt. Der weitere Ausbau soll vor allem in Richtung leichtere Routen gehen.

5. Zusammenfassung und Ausblick

Die Marke „Ötztal“ definiert mit „Lebensenergie“ den Markenkern und auch die strategische Richtung für den Ötztal Tourismus, im weiteren Sinne auch für das gesamte Ötztal. Die Identität und der Stil der Marke „Ötztal“ dienen als Marketingfilter und als Richtschnur für alle Abteilungen des Ötztal Tourismus. Somit ist eine einheitliche Vorgehensweise gesichert, und in Zukunft soll die Marke „Ötztal“ auf dem internationalen Markt einen höheren Bekanntheitsgrad erreichen.

Die Positionierung der einzelnen Orte wird in Zukunft neben der Markendefinition eine entscheiden Rolle in allen Bereichen des Ötztales spielen: in der Auswahl der Events, der Budgeterstellung, der Infrastrukturmaßnahmen, der Sponsorensuche und der unterstützten Sportler.
Der Ötztal Tourismus, insbesondere die Abteilung Produktentwicklung, hat nun aufgrund der Positionierung Themengruppen installiert. In diesen Gruppen geht es nun nicht mehr um den Ort, sondern es wird ortsübergreifend an den Themen gearbeitet. Vorranging werden die Themen, die Chancen am Tourismusmarkt haben, vom Tourismusverband forciert:

- Mountainbike
- Klettern
- Gesundheit
- Wandern

Hier gilt es, USP herauszuarbeiten und auch in die Vermarktung einfließen zu lassen. Allerdings ist der Konkurrenzkampf unter den Orten sehr oft ein Hindernis in der Entwicklung neuer Produkte, da kein Ort dem anderen die Nächtigungen überlassen will. Fingerspitzengefühl und ein hoher persönlicher Einsatz sind notwendig, um in diesem Bereich Erfolge zu erzielen.
Die Herausforderung für den Ötztal Tourismus liegt mitunter auch in der Schnelllebigkeit der Produkte: Heute noch ein USP, morgen aus Sicht des Gastes schon Standard.

Literaturverzeichnis

Aaker, D.A., Joachimsthaler, E. (2000). Brand Leadership. Sydney: Simon&Schuster

Bieger, T. (2002). Management von Destinationen (5. Aufl.). München: Oldenburg Wissenschaftsverlag

Bieger, T. (2005). Management von Destinationen (6. Aufl.). München: Oldenburg Wissenschaftsverlag

Bieger, T. (2008). Management von Destinationen (7. Aufl.). München: Oldenburg Wissenschaftsverlag

Dettmer, H., Hausmann, T., Kloss, I., Meisl, H., Weithöner, U.(1999). Tourismus-Marketing-Management. München: Oldenburg Verlag

Esch, F.-R. (2005). Markenführung (4. Aufl.). München: Franz Vahlen GmbH

Frey, W. (1997). Tourismusmarketing. Marktorientiertes Management im Mikro- und Makrobereich der Tourismuswirtschaft. München: Oldenburg Verlag

Haimayer, P., Strobl, M. (2004). Destinationsentwicklung im Tourismus. Tirol im Vergleich zu benachbarten Alpenländern. Innsbruck: Eigenverlag

Hinterhuber, H. (2004). Strategische Unternehmensführung. I Strategisches Denken (7. Aufl.) Berlin: Walter de Gruyter Gmbh & CoKG

Kotler, P., Bliemel, F. (2001). Marketing Management: Analyse, Planung und Verwirklichung (10. Aufl.). Stuttgart: Schäffer-Poeschel

Linxweiler, R. (2004). Marken-Design (2. Aufl.). Wiesbaden: Betriebswirtschyaftlicher Verlag Dr. Th. Gabler/GWV Fachverlag

Meffert, H., Burmann, C., Kirchgeorg, M. Marketing. Grundlagen marktorientierter Unternehmensführung. Konzepte – Instrumente – Praxisbeispiele (10. Aufl.) Wiesbaden: Gabler

Nolte, D. (1998). Asthma. Das Krankheitsbild – Der Asthmapatient – Die Therapie (7. Aufl.). München – Wien – Baltimore: Urban & Schwarzenberg

Steinecke, A. (2001). Markenbildung von Destinationen. Erfahrungen - Herausforderungen - Perspektiven. - In Bieger, TH./Pechlaner, H./Steinecke, A. (Hrsg.): Erfolgskonzepte im Tourismus: Marken - Kultur - Neue Geschäftsmodelle, S. 9-27 Wien: Schriftenreihe Management u. Unternehmenskultur; Bd. 5

Trasser, R. (2007). Die Quelle der Kraft der Marke „Ötztal". Klärung von Ursprung, Kompetenzen, Werten, kulturellem Stil, Selbstverständnis. Innsbruck: internes Protokoll

Trasser, R. (2008). Die Positionierung der Marke Ötztal. Innsbruck: internes Protokoll